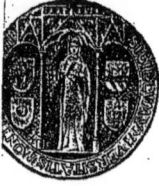

Docteur E.-L. FASSO

uelques considérations

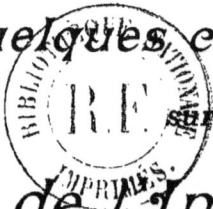

sur la Pathogénie

de l'incontinence nocturn

d'Urine

chez l'Enfant

MONTPELLIER

G. FIRMIN, MONTANE ET SICARI

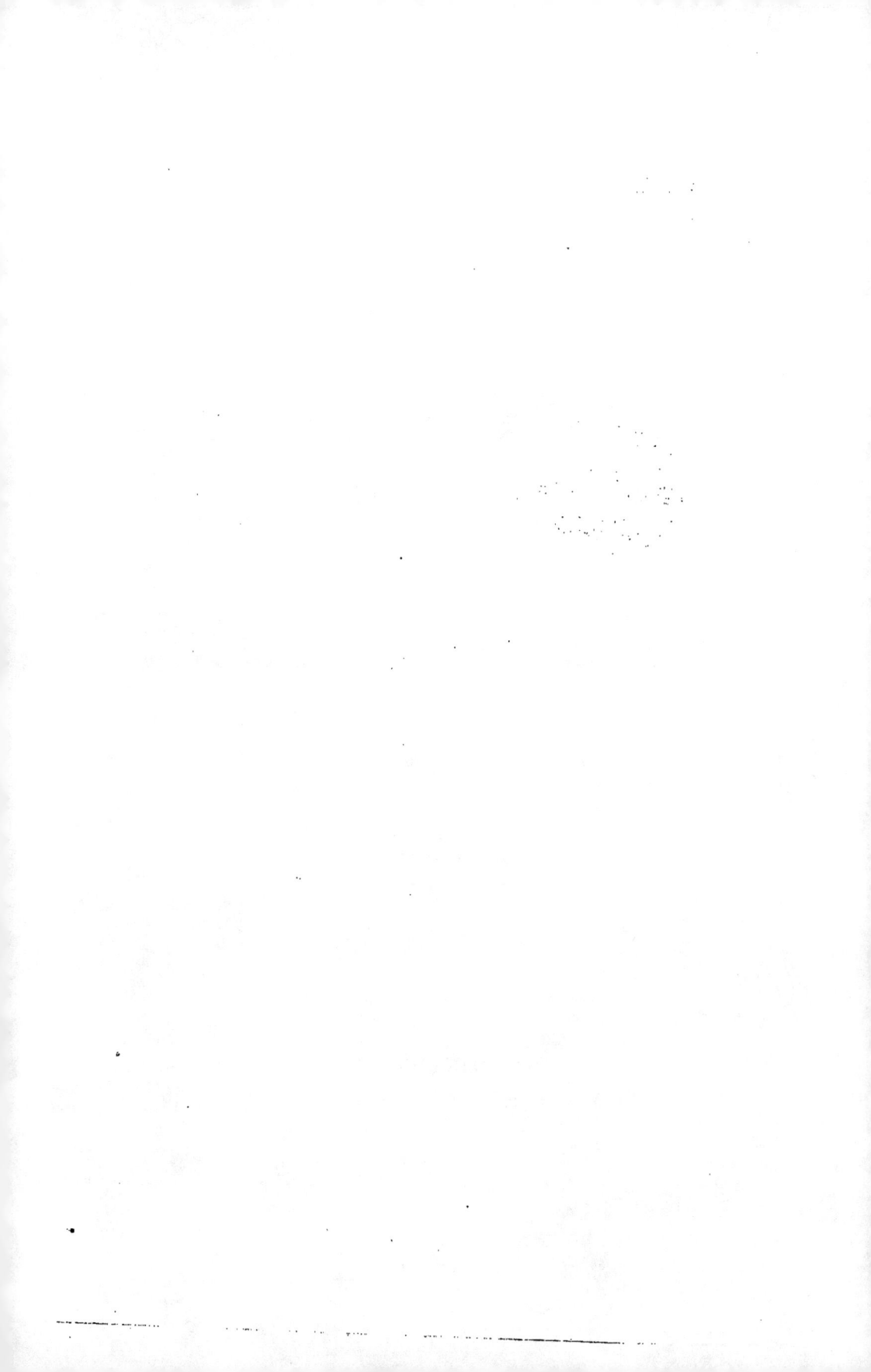

QUELQUES CONSIDÉRATIONS

SUR LA PATHOGÉNIE

DE L'INCONTINENCE NOCTURNE

D'URINE

CHEZ L'ENFANT

PAR

Epaminondas-L. FASSO

DOCTEUR EN MÉDECINE

MONTPELLIER

G. FIRMIN ET MONTANE, IMPRIMEURS DE L'UNIVERSITÉ

Rue Ferdinand-Fabre et Quai du Verdanson

—

1902

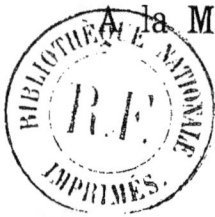

A la Mémoire adorée de mon Père

A ma Mère

E L. FASSO.

A mon cher ami Jules VIALLAT

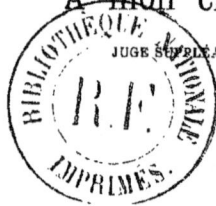

JUGE SUPPLÉANT AU TRIBUNAL CIVIL DE CONSTANTINE

Témoignage de notre sincère amitié.

Meis et Amicis

E.-L. FASSO.

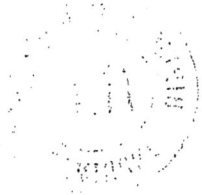

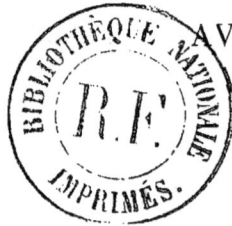

AVANT-PROPOS

Ce modeste travail va clore nos études médicales et marquer la fin de notre séjour à Montpellier. Ce n'est pas sans émotion que nous voyons s'achever cette étape de notre vie et que nous quittons une ville qui a su nous faire aimer la terre de France, et une Faculté dont les maîtres nous ont inspiré une vive admiration en même temps qu'une respectueuse sympathie.

Qu'il nous soit permis de dire ici à ceux qui nous furent le plus chers, combien nous avons hautement apprécié l'enseignement qu'ils nous ont donné et l'accueil qu'ils nous ont fait.

M. le professeur Baumel qui a bien voulu nous inspirer le travail que nous présentons aujourd'hui, a su nous intéresser à l'étude des maladies de l'enfance et, par ses vues souvent originales et toujours instructives, nous a montré combien les manifestations pathologiques parfois banales, peuvent, chez l'observateur sagace, acquérir de l'intérêt et faire remonter à des causes trop souvent méconnues.

M. le professeur Tédenat a été pour nous le plus cher maître dont l'enseignement a, pendant tout le cours de nos études, exercé sur nous un irrésistible attrait.

De lui nous avons appris que le chirurgien, comme le médecin, doit toujours prendre de son malade une connaissance complète, afin de poser un diagnostic éclairé et d'instituer une thérapeutique judicieuse, afin d'être un vrai clinicien qui ne se paye pas de mots, mais qui sait, par l'hygiène autant que par l'intervention chirurgicale, remplir toutes les indications. Longtemps nous nous rappellerons ces leçons empreintes d'un remarquable sens clinique, et que rendent inoubliables d'humoristiques démonstrations, cette habileté chirurgicale qui demeure toujours simple et modeste et dont l'éloge n'est plus à faire, cette bonté pour les malades que dissimule mal l'apparente brusquerie de l'allure, ou la vivacité de l'expression.

M. le doyen Mairet nous a toujours accueilli avec bienveillance. Dans son service, nous avons pu voir combien étaient attrayants ces problèmes psychologiques et cliniques que soulève l'étude des maladies mentales ; nous avons souvent regretté de ne pouvoir y consacrer plus de temps.

M. le professeur agrégé Rauzier nous a, dans ses

consultations gratuites, initié à la clinique médicale. C'est auprès de lui que nous avons appris à interroger un malade, à analyser complètement un cas clinique. Nous lui devons la plus grande partie de ce que nous savons en pathologie interne. La parfaite bonne grâce avec laquelle il nous a toujours accueilli lui a acquis des droits à notre reconnaissance ; qu'il veuille bien recevoir l'assurance de notre respectueux attachement.

M. le professeur agrégé Vires est aussi au nombre de ces maîtres dont nous avons pu apprécier la bienveillance et le savoir. Il nous a, dans maintes circonstances, donné des preuves de sa sympathie : qu'il soit remercié pour tout ce que nous lui devons.

Nous devons aussi des remerciements bien sincères à Mme et à M. Bonnet, professeur à la Faculté des lettres. Ils nous ont, dès notre arrivée en France, admis dans leur intimité avec un empressement, dont nous avons été vivement touché, et nous ont ainsi rendu le séjour à Montpellier particulièrement agréable. Grâce à leur bonté, nous avons trouvé au millieu d'eux une seconde famille, dont nous sentions tout le prix, au lendemain du jour où nous avions quitté la nôtre. Nous sommes heureux de leur dire combien nous avons apprécié l'attention dont nous avons été l'objet.

Enfin, nous avons contracté une dette de reconnaissance envers Mme et M. Emile Barre, pour l'accueil qu'ils nous ont fait, pour la sympathie qu'ils ne cessent de nous témoigner. Nous ne saurions jamais l'oublier. Qu'ils nous permettent aussi de leur présenter l'expression de notre gratitude.

INTRODUCTION

Parmi le grand nombre de maladies qu'il nous a été donné d'observer pendant notre stage dans les hôpitaux de Montpellier, il en est une qui, dans ces dernières années, a particulièrement sollicité notre attention, c'est l'incontinence essentielle d'urine chez les enfants.

Cette affection nous a paru intéressante à plus d'un titre. Elle apparaît à un âge où les manifestations pathologiques exercent particulièrement la perspicacité du médecin et appellent sa sollicitude. Elle a souvent des conséquences d'une haute portée sociale pour le sujet qui en est affligé, puisque les questions de mariage, de service militaire, d'admission dans les diverses écoles, etc., peuvent être grandement influencées par son apparition. Les causes en sont assez complexes pour qu'elles aient suggéré un grand nombre de théories qui sont quelquefois totalement opposées les unes aux autres et qui ont pour corollaires des méthodes thérapeutiques diverses. Enfin, nous devons ajouter que les savantes leçons de M. le Professeur Baumel, l'enseignement qu'il sait si bien tirer de tous les cas de son service, sont pour beaucoup dans l'intérêt que nous ont inspiré ces malades. Nous avons pu observer, dans le service de clinique médicale infantile de M. le Professeur Baumel, trois petits incontinents urinaires dont nous rapportons plus loin les observations. Plusieurs autres cas étaient consignés dans le cahier d'observations de la Clinique. Enfin, quelques recherches nous ont permis de relever un grand nombre de faits analogues, qu'il serait trop long de rapporter dans notre thèse, mais grâce auxquels nous avons pu nous faire de l'affection une idée assez précise. Les travaux de toute sorte ne manquent pas sur cette question, et M. le Professeur Baumel en a inspiré plusieurs.

L'accord est fait, au moins dans ses grands traits, pour ce qui touche à l'étiologie, la symptomatologie, les complications, le diagnostic, la thérapeutique. Cependant, il est, dans cette étude, un côté qui prête encore à discussion ; c'est la pathogénie.

Aussi, loin de prétendre à une revue générale sur l'incontinence d'urine chez l'enfant, nous bornerons-nous à examiner les principales théories pathogéniques de l'affection. Nous indiquerons, à cette occasion, quelle est celle qui nous satisfait le plus et qui semble se dégager à la fois des cas qu'il nous a été donné d'observer et des leçons cliniques de M. le Professeur Baumel.

Mais l'étude pathogénique suppose déjà la connaissance des causes et des symptômes. Aussi croyons-nous devoir, en deux courts chapitres, rappeler les notions étiologiques et cliniques de l'incontinence essentielle d'urine; l'étude pathogénique nous indiquera ensuite, plus clairement, comment les premières produisent les secondes. D'autre part, les conceptions pathogéniques aboutissent à des conclusions thérapeutiques ; c'est pourquoi un dernier chapitre sera consacré au traitement qui nous paraît indiqué dans la maladie qui nous intéresse. Nous indiquerons à ce sujet quelle est la pratique de M. le Professeur Baumel.

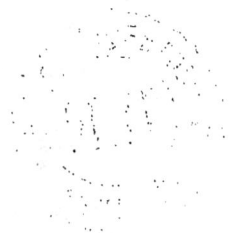

QUELQUES CONSIDÉRATIONS

SUR LA PATHOGÉNIE

DE L'INCONTINENCE NOCTURNE D'URINE
CHEZ L'ENFANT

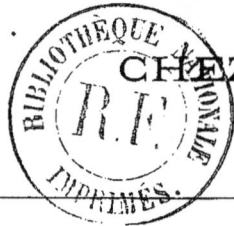

ÉTIOLOGIE

Des causes diverses et même opposées ont été indiquées quand il s'est agi de préciser l'étiologie de l'incontinence d'urine chez les enfants.

La confusion qui règne encore aujourd'hui dans ce chapitre, tel qu'il est chez certains auteurs, tient en partie à ce qu'on n'a pas assez nettement posé les limites de l'incontinence essentielle et de l'incontinence symptomatique. Dans ce travail, nous avons simplement en vue la première variété. Aussi indiquerons-nous d'abord ce que nous entendons par incontinence essentielle. *C'est une miction involontaire qui se produit en dehors de toute lésion de l'appareil urinaire ou du système nerveux, à un âge où la miction est normalement sous la dépendance de la volonté*. C'est dire qu'il ne s'agit pas ici d'une incontinence vraie d'une impossibilité pour la vessie à garder l'urine qui lui arrive par les uretères ; l'urine ne s'échappe pas par gouttes mais par une véritable miction à jet normal, quand la distension vésicale a acquis un certain degré, variable avec le sujet. C'est dire aussi qu'il faut éliminer de cette étude les incontinences symptomatiques dont la pathogénie d'ailleurs est quelquefois d'explication mal aisée et que l'on attribue à des réflexes dont le cheminement est variable avec chaque cause. Nous citerons les principales de ces incontinences symptomatiques pour les éliminer et pour limiter d'autant le cadre de notre sujet.

Et d'abord, les maladies de la vessie en sont une cause fréquente ; c'est ainsi que les calculs vésicaux, qui chez l'enfant sont peu douloureux et peu hématuriques, peuvent se traduire par ce seul [symptôme d'incontinence ; les tumeurs de la vessie, les cystites, les malformations de l'urètre (épispadias, hypospadias, phimosis, adhérences balano-préputiales, atrésie du méat), les inflammations du prépuce et du gland ; les irritations de voisinage (oxyures du vagin et de l'anus, polypes du rectum) peuvent avoir pour conséquence réflexe l'incontinence essentielle. Enfin on a attribué la maladie à des hypertrophies amygdaliennes, à la présence de tumeurs adénoïdes, à des polypes fibreux nasopharyngiens, et fourni pour l'expliquer des théories aussi nombreuses que discutées et obscures.

Quelques maladies du système nerveux présentent aussi l'incontinence d'urine au nombre de leurs manifestations. On sait combien elle est fréquente dans l'épilepsie du jeune âge, et l'importance un peu exagérée peut-être qu'attribuait Trousseau à l'incontinence nocturne pour le diagnostic de cette névrose.

La pachyméningite du mal de Pott, la myélite transverse, le spina-bifida, l'ataxie locomotrice même que Remak a décrite chez l'enfant sont susceptibles de produire l'incontinence.

Il nous reste donc l'incontinence véritablement essentielle, indépendante de toute lésion urinaire, ou nerveuse, l'énurésie des Allemands.

Les causes prédisposantes sont nombreuses et discutées ; la notion de l'âge est peut-être la mieux établie.

Dans certains cas, l'enfant ne cesse jamais d'uriner au lit, et dans ce cas on ne peut pas dire que l'incontinence d'urine ait eu un début : l'enfant en est toujours resté à ce point de vue ce qu'il était vers l'âge de 9 mois ou 1 an par exemple. Mais d'ordinaire il y a vers l'âge de 2 ans, un moment où existe le contrôle de la vessie et c'est alors à 3 ou 4 ans que débute l'incontinence essentielle : la maladie persiste jusqu'à un âge variable en présentant des intermittences plus ou moins nombreuses qui coïncident souvent avec l'évolution d'une dent, et se terminent d'ordinaire vers l'âge de 12 à 14 ans ; nous ferons remarquer que c'est à cet âge aussi que s'achève l'évolution de la deuxième dentition. On a cru que la puberté, les premiers rapports sexuels amenaient la disparition de la maladie ; mais les cas ne manquent pas où l'incontinence d'urine s'est prolongée après le complet développement de l'appareil génital ou même après le mariage et nous croyons que le développement de la deuxième grosse molaire, qui apparaît souvent à une date plus tardive que ne l'ont indiqué la plupart des auteurs, joue un rôle au moins aussi important.

Le sexe masculin a paru à quelques médecins créer une prédisposition, et l'on compte, en effet, dans les services, un nombre de garçons un peu supérieur à celui des filles. Toutefois, la proportion n'est pas telle qu'il faille longuement s'y arrêter.

La recherche de l'hérédité présente souvent, chez les incontinents, d'intéressantes particularités. L'étude des faits cliniques montre qu'elle a un grand rôle, tant au point de vue de l'hérédité similaire que de l'hérédité nerveuse pouvant compter l'incontinence essentielle au nombre de ses manifestations.

L'hérédité similaire se retrouve avec une grande fréquence dans les antécédents des jeunes incontinents et nous nous contenterons de signaler quelques-unes des observations dans lesquelles nous l'avons relevée. Dans nos observations I et II, qui ont trait à deux frères et qui ont été recueillies dans le service de M. le professeur Baumel, nous voyons que deux autres sœurs urinent au lit, l'une à 8 ans, l'autre à 4 ans 1|2 ; un oncle paternel a uriné au lit jusqu'à 14 ans ; une tante paternelle jusqu'à ses premières règles. Trousseau (clinique médicale de l'Hôtel-Dieu de Paris) rapporte le cas d'une jeune fille de 20 ans, dont le père et la mère avaient eu de l'incontinence jusqu'à l'âge de 12 ans, et le cas d'un jeune homme dont la mère avait présenté la même infirmité jusqu'à l'âge de 12 ans aussi, un an après la puberté. Dans la très intéressante thèse de Janet (Paris 1890), nous relevons des cas analogues. C'est un garçon de 16 ans, dont le père fut incontinent

jusqu'à 17 ans (Obser. XVIII). C'est un garçon de
14 ans, dont le père a pissé au lit jusqu'à 16 ans, et
dont 5 oncles ou tantes ont tous pissé au lit (Obser.
XXIV). Dans l'observation XXVIII, c'est le père du
jeune malade, qui fut incontinent jusqu'à 14 ans.
Monro (*Lancet*, 1896) a publié l'observation d'une
famille dont tous les membres avaient présenté cette
même maladie. Mais l'hérédité n'est pas toujours
similaire et, dans bien des cas, c'est à une hérédité de
transformation que l'on a affaire.

En scrutant avec soin les antécédents héréditaires
des malades, on trouve communément des manifestations qui témoignent que le sujet est entaché d'une
tare névropathique. Et, ici encore, une enquête un
peu soigneuse montre avec quelle fréquence se
retrouvent dans les antécédents héréditaires de nos
malades: l'hystérie, l'épilepsie, la chorée, l'aliénation
mentale, etc.

La mère du petit malade de notre observation III
est morte aliénée, son frère est choréïque.

Dans la thèse de Janet, la jeune fille incontinente
qui fait l'objet de l'observation XVII, est fille d'un
père alcoolique, suicidé, et d'une mère très nerveuse:
et à chaque pas dans la lecture des observations,
nous rencontrons des parents nerveux, alcooliques,
migraineux, asthmatiques, irascibles, hystériques,
aliénés. Il n'en faut pas plus pour pouvoir affirmer
que l'hyperexcitabilité nerveuse, qui semble être le
fond commun à tous ces états, constitue pour l'incontinence d'urine, sinon une raison suffisante, du
moins une cause prédisposante, dont il ne faudrait
pas dédaigner le rôle. Nous y reviendrons dans
notre chapitre de pathogénie, mais nous pouvons

comprendre, dès maintenant, que Guinou (thèse de Paris 1889) ait considéré l'incontinence d'urine chez les enfants, comme une manifestation du nervosisme et de la dégénérescence mentale à tous les degrés. Et l'on comprend aussi que plusieurs auteurs, tels que Trousseau, aient songé à faire de l'incontinence d'urine une névrose pure. Tout ce que nous venons de dire de l'hérédité explique pourquoi il est commun de trouver, dans les antécédents personnels des malades, les mêmes accidents nerveux que nous venons de relever parmi les antécédents héréditaires, et les manifestations d'hystérie, d'épilepsie, de convulsions, de chorée, etc., dont ils donnent l'exemple, ne font peut-être que révéler la grande tare nerveuse, qui est en même temps, une importante prédisposition à l'incontinence d'urine.

Pendant longtemps, on a admis que la scrofule constituait une importante prédisposition à l'incontinence d'urine.

Il n'est pas rare, en effet, ainsi que l'affirme Guersent (*Dictionn. des sc. méd.*). de constater que les enfants qui pissent au lit sont des sujets pâles, bouffis, aux cheveux blonds, aux chairs molles, à l'iris dilaté. D'autres fois, ce sont des rachitiques ou des teigneux. (Vogel, *Maladies de l'enfance*). D'autres fois encore, ils sont fils d'arthritiques ou soumis à des conditions hygiéniques défectueuses ; aussi a-t-on constaté que les petits incontinents se recrutaient surtout dans la classe pauvre. Cette opinion renferme une part de vérité, comme la théorie de l'atonie du col vers laquelle elle tend. Toutefois, il ne faut pas lui attribuer trop d'importance, et Mondières, tombant peut-être dans l'excès contraire, a

cru remarquer que presque tous les incontinents
étaient, au contraire, vigoureux et exempts de toute
tare lymphatique. « Ce n'est donc pas, dit-il, à une
faiblesse de tout l'organisme qu'est due la maladie,
mais bien à l'atonie d'un seul organe. » Il nous
paraît qu'il faut se garder de toute théorie excessive.
Parmi les cas que nous avons observés, les uns
jouissaient d'une bonne santé, les autres, au contraire, étaient chétifs et d'aspect souffreteux. L'on
peut dire, en somme, avec Trousseau, que « l'incontinence nocturne de l'urine s'observe chez des
sujets d'une constitution délicate, sans aucune
énergie physique ou morale, mais il est presque
aussi fréquent de l'observer chez des individus présentant tous les attributs de la force et de la plus
parfaite santé. »

Nous ne parlerons pas ici des malformations de
l'appareil génital ; nous avons, en effet, rangé la miction involontaire qu'elles provoquent parmi les incontinences symptômatiques, car nous pensons que
ces étroitesses du méat, phimosis, etc., ont un rôle
plus important que celui de simple cause prédisposante.

Les *causes occasionnelles* sont encore moins con-
nues que les précédentes.

Il est, en effet, bien des enfants qui jamais n'ont
cessé de pisser au lit ; on ne peut donc pas, dans ces
cas, accuser une circonstance quelconque d'avoir
marqué le début de la maladie, d'en avoir été l'occasion. Sans doute, les médecins, et surtout l'entourage
des jeunes malades se sont efforcés d'attribuer la
cause du mal à la frayeur, à une émotion, une chute;
mais ce sont là des circonstances trop banales dans

la vie des enfants et des explications trop faciles pour
que nous puissions nous y arrêter. Cependant, l'onanisme chez les enfants et les adolescents, de même
que l'abus du coït chez les adultes, semble bien jouer
un rôle important.

Les auteurs les mieux informés et les plus clair-
voyants ont donné des observations qui paraissent
concluantes à cet égard. Tissot (*L'Onanisme*, 1792),
rapporte le cas d'une « jeune demoiselle de 12 à
13 ans, qui, par cette détestable manœuvre (l'onanisme), s'est attirée une consomption, avec le ventre
gros et tendu, une perte blanche et une incontinence
d'urine. Quoique les remèdes l'aient soulagée, elle
languit toujours et, ajoute-t-il, je crains des suites
funestes ». Des faits semblables se retrouvent dans
d'autres observations, mais manquent dans un plus
grand nombre encore, et il nous paraît que l'unique
cause occasionnelle que l'on puisse incriminer dans
la plupart des cas, c'est la dentition. Nous ne nous
étendrons pas ici sur cette idée, que nous repren-
drons au sujet de la pathogénie, mais nous ferons
remarquer, dès maintenant, que l'âge de l'incontinence d'urine est l'âge ou l'enfant fait ses dents, que
les poussées d'incontinence correspondent souvent
aux phases de l'évolution dentaire et que la maladie
s'atténue ou disparaît précisément à l'âge où la
2me grosse molaire a terminé son évolution.

Cette remarque fut faite déjà par Vogel et d'autres,
et si l'on dépouille un nombre d'observations assez
grand, on voit que d'ordinaire la cessation des accidents se produit, non au moment de la puberté
comme on l'a dit, mais un peu avant ou un peu après,
probablement au moment où la dentition est achevée.

Les statistiques manquent encore pour définitivement affirmer cette coïncidence, ou plutôt cette notion de causalité, mais nous croyons devoir attirer l'attention des auteurs de ce côté.

La recherche de la *cause efficiente* est une question de pathogénie que nous verrons un peu plus loin.

SYMPTOMES

Comme nous l'avons déjà dit, le début se fait à un âge très variable et quelquefois il n'y a pas à proprement parler de début. On sait, en effet, que normalement l'enfant n'acquiert le contrôle de la vessie que vers l'âge de 10 à 15 mois. A partir de ce moment, la miction devient consciente et volontaire. Mais il arrive que la miction involontaire persiste encore vers l'âge de 2 ans et l'incontinence essentielle d'urine est alors établie.

Dans d'autres cas, au contraire, et ce sont les plus fréquents, l'enfant cesse de pisser au lit à l'âge ordinaire où les enfants deviennent propres, mais, au bout d'un certain nombre de mois ou d'années, l'incontinence apparaît. En définitive, l'on peut dire que tout enfant qui perd involontairement ses urines après l'âge de 2 ans est atteint d'incontinence d'urine. C'est quelquefois sans cause aucune qu'apparaît cette affection, mais elle peut aussi se montrer pour la première fois à la suite d'une maladie telle que la fièvre typhoïde, la rougeole, la variole, la coqueluche. L'interprétation de ces faits a donné lieu d'ailleurs, à diverses hypothèses.

Ainsi constituée, l'incontinence d'urine se présente comme un jet plein, fort, et dont l'abondance étonne

parfois ; sa quantité d'urine est d'autant plus grande
que les enfants sont souvent polyuriques; leur ana-
lyse montre qu'elles sont presque toujours de com-
position normale, quoi qu'en aient dit certains
auteurs.

C'est surtout la nuit que se manifeste l'incontinence
d'urine, mais le nombre des mictions est très variable d'un sujet à l'autre. Il est commun d'observer une
seule miction par nuit, mais l'on peut voir aussi
des enfants « s'oublier » 4, 5 fois et même plus.

L'abondance du liquide est, d'ailleurs, indépendante
du nombre des mictions, comme le nombre des
évacuations est indépendant de la quantité du liquide.
Mais ce qui est plus singulier, c'est que l'incontinence se manifeste même si on prend la précaution
de réveiller les malades pour les faire uriner. Trousseau, qui a bien insisté sur ce point, cite le cas d'une
jeune fille qui urinait au lit une seule fois, vers
11 heures ou minuit, peu de temps après s'être cou-
chée et avoir uriné volontairement ; une autre de ses
malades était réveillée toutes les nuits par son entourage pour qu'elle pût vider sa vessie, ce qui ne
l'empêchait pas d'avoir une miction involontaire peu
après qu'elle s'était recouchée, et à son heure habituelle. Tous ces faits sont curieux, d'explication
difficile, et témoignent, semble-t-il, d'une influence
névropathique importante.

C'est donc surtout la nuit que se manifeste la
maladie. Il n'est pas d'incontinents exclusivement
diurnes. Le nombre est grand, au contraire, des
malades qui ne perdent leurs urines que la nuit. Le
jour, ils se comportent différemment suivant les cas :
les uns ont le plein contrôle de leur vessie et ne

diffèrent en rien des sujets sains. D'autres sont pollakiuriques et ont des mictions fréquentes et impérieuses ; ils mouillent leur vêtement pour peu qu'ils tardent à satisfaire le besoin qui vient de se faire sentir. Il suffit quelquefois d'une distraction pour que les urines s'échappent sans que le malade en ait conscience. Il s'agit bien là d'une hyperexcitabilité vésicale qui, d'emblée, atteint son plus haut degré et veut être immédiatement satisfaite.

Enfin, dans un troisième ordre de faits, les malades perdent leurs urines de façon continue, sous forme de petits jets fréquents, ou goutte à goutte. C'est bien là de l'incontinence vraie, qui semble en rapport avec une complète anesthésie du canal urétral, puisque le malade n'a aucune conscience de son relâchement sphinctérien. Dans ce dernier cas, apparaissent des érythèmes de la face interne des cuisses avec des démangeaisons quelquefois fort pénibles.

Telle est l'allure clinique de l'incontinence essentielle d'urine. Ajoutons, pour compléter le tableau, que l'état psychique du malade subit le pénible contre-coup de son infirmité. Dès qu'il a atteint un certain âge surtout, il a conscience de la répulsion qu'il inspire ; son caractère est aigri par les remontrances ou les sévérités de son entourage. Il s'éloigne alors volontairement de ses camarades et s'isole, même dans sa famille. Il devient maussade, craintif, sensible ; il perd l'appétit, s'amaigrit, et présente cet aspect chétif qui a pu en imposer pour de la tuberculose ou du rachitisme.

Tout cela se continue pendant un temps qu'il est impossible de préciser, la maladie évoluant avec un remarquable caractère d'intermittence ; la durée et la date d'apparition des périodes ne peut être prévue, et tel enfant n'urine au lit que une ou deux fois par semaine ou par mois, tandis que tel autre souille son lit plusieurs fois toutes les nuits. L'un des malades dont nous rapportons plus loin l'observation (Obs. III) avait uriné au lit jusqu'à 6 ans, puis avait été propre de 6 ans à 12 ans 1|2, âge auquel est réapparue l'incontinence. Le malade de l'observation IV avait bien gardé ses urines jusqu'à 3 ans 1|2 et redevient incontinent à 7 ans 1|2.

Toutefois, l'on peut toujours espérer que la guérison se produira, même sans traitement, vers l'âge de 12 ou 14 ans, mais elle peut reparaître à tout âge ou laisser des reliquats qui viendront troubler soit la fonction urinaire, soit les fonctions génésiques.

PATHOGÉNIE

L'incontinence essentielle d'urine chez les enfants a donné lieu aux explications les plus variées et quelquefois les plus contraires ; nous ne pouvons toutes les développer ici, car beaucoup ont à peine un intérêt historique.

Toutefois certaines d'entre elles sont intéressantes à connaître, car elles renferment une part de vérité et permettent de se faire une idée du processus par lequel se fait la miction involontaire dans certaines circonstances.

Malheureusement la plupart des auteurs, qui revendiquent l'honneur d'avoir fourni une explication, ont été trop absolus dans leur façon de voir et ont voulu appliquer à tous les cas ce qui n'était vrai que pour quelques malades. Aussi pensons-nous que l'on ne peut s'inféoder d'une façon exclusive à l'une quelconque de ces théories, que l'on doit faire son profit des travaux de chaque observateur et les utiliser pour se faire de cette pathogénie une idée plus éclectique et plus judicieuse.

Nous allons donc successivement passer en revue les plus importantes des explications qui ont été données : nous indiquerons ensuite quel enseignement nous paraît s'en dégager et de quelle façon nous comprenons la genèse de l'incontinence urinaire.

Nous nous inspirons d'ailleurs, en tout ceci des savantes leçons de notre maître, M. le professeur Baumel.

On a accusé certaines modifications pathologiques de l'urine de déterminer des contractions vésicales et de produire ainsi l'incontinence. Laurence pensait que la trop grande richesse en urates pouvait produire cet effet. L'acidité excessive, la présence d'albumine ont été incriminées aussi. Ces doctrines ont vécu, et les altérations de l'urine, quand elles existent sont simplement regardées comme des coïncidences. Vogel, par plusieurs analyses, a pu démontrer que l'urine des incontinents ne présente d'ordinaire aucune particularité.

Mais on a proposé d'autres explications qui reposent sur des données physiologiques plus précises, telles que la sensibilité de la vessie, la tonicité du sphincter vésical, l'irritabilité de la moelle. Ces façons de voir méritent qu'on s'y arrête, mais exigent pour qu'on puisse les discuter, une connaissance assez exacte des divers phénomènes physiologiques qui accompagnent la miction normale. Aussi, rappellerons-nous très brièvement comment l'on peut concevoir ces phénomènes.

L'urine arrive goutte à goutte dans la vessie et la disposition des orifices urétéraux s'oppose à son reflux en arrière. Lorsque l'abondance du liquide aura déterminé en elle un certain degré de distension, variable avec chaque individu, les fibres musculaires lisses de la vessie entrent inconsciemment en contraction et le besoin d'uriner va naître. Jusque-là la tonicité des sphincters urétraux a suffi à empêcher la sortie de l'urine, mais à un moment donné, quand la

vessie arrive à un degré de distension où la tonicité
sphinctérienne ne suffit plus, une goutte ou quelques
gouttes vont franchir le col vésical, impressionner
la muqueuse de l'urètre, qui, dans sa portion initiale,
possède une sensibilité particulière provoquant la sensation du besoin d'uriner. Cette sensation est d'ailleurs
ressentie toutes les fois qu'une irritation trauma-
tique (instrument explorateur) ou inflammation (cys-
tite) vient impressionner cette région de l'urèthre. Si
le malade obéit au besoin d'uriner il contracte le dia-
phragme et les muscles de la paroi abdominale et
exerce ainsi sur la vessie une pression qui s'ajoute
à la contraction involontaire de la musculature vésicale : il relâche en même temps les muscles volontaires de la portion profonde de l'urètre (muscles de
Guthrie et de Wilson) et l'urine est expulsée. Si, au
contraire, le sujet résiste au besoin, la volonté commande la contraction de ces muscles striés et le départ
de l'urine ne peut s'effectuer. On voit donc qu'il y a
antagonisme entre le muscle vésical et les muscles
striés de l'urètre profond.

La prédominance de l'un ou de l'autre système
musculaire détermine ou empêche l'évacuation de la
vessie.

Telle est l'action des muscles. Comment intervient
maintenant le système nerveux dans l'accomplissement de cette fonction ? La sensation de besoin, née
au niveau de la muqueuse urétrale, est apportée à
la moelle par les nerfs du plexus sacré et va impressionner le centre vésico-spinal de Gianuzzi ; ce centre
se compose de deux portions qui régissent, l'une les
muscles du corps de la vessie, l'autre le sphincter.
De là part un double influx synergique qui, même en

dehors de la volonté, provoquera l'acte de la miction en déterminant le relâchement du sphincter et la contraction de la vessie.

C'est ainsi que se fait la miction chez l'enfant jusqu'à l'âge de 15 à 18 mois environ. Mais, plus tard, il est rare que cet accident se produise en dehors de la volonté. L'impression sensitive, née dans l'urètre postérieure, est transmise par la moelle jusqu'au cerveau, qui, suivant qu'il veut retenir ou évacuer l'urine, commande la contraction ou le relâchement des muscles de Wilson et de Guthrie.

L'on voit qu'il entre dans le mécanisme de la miction plusieurs éléments qui sont tous, à divers titres, d'une haute importance : la muqueuse urétrale, où naît le besoin ; les muscles vésical et sphinctérien, qui chassent ou retiennent l'urine ; le centre vésico-spinal, qui préside à la miction réflexe ; le cerveau, où arrive la sensation consciente et d'où part l'ordre donné aux muscles de garder ou d'évacuer le contenu vésical. Et l'on conçoit ainsi que l'altération de l'un quelconque de ces éléments puisse se traduire par une modification pathologique de la miction.

Il nous paraît important d'avoir bien présent à l'esprit ce mécanisme, pour avoir une conception claire des diverses théories que l'on a données sur le sujet qui nous occupe, et que nous allons rapidement passer en revue. Mais nous pouvons, dès maintenant, affirmer qu'aucune d'elles ne doit être trop exclusive et ne peut prétendre s'appliquer à tous les cas.

L'irritabilité vésicale a été mise en cause par des

auteurs tels que Bichat, Bretonneau, Trousseau, et ce dernier auteur faisait même de l'incontinence d'urine « une névrose caractérisée par l'irritabilité excessive et la tonicité exagérée des fibres musculaires de la vessie ». Son opinion s'appuyait sur ce que ces petits malades pissent avec force pendant le jour et ont de fréquentes érections nocturnes.

Lagneau (Dictionn. de méd., t. XVI, p. 286) pense aussi que « l'abondance de l'urine porte une excitation trop vive sur la vessie qui, à cet âge, est toujours très irritable et l'oblige à se contracter».

Et d'abord, il est difficile de comprendre, avec le mécanisme de la miction tel qu'on l'admet aujourd'hui et tel que nous l'avons résumé, cette irritabilité *vésicale*. Il nous paraît qu'il s'agit plutôt d'une hypersensibilité *urétrale* ou d'une exagération du réflexe médullaire. Ainsi entendue, cette opinion s'applique à quelques cas ; certains incontinents nocturnes, en effet, ont une sensibilité urétrale remarquablement vive qui se traduit par un besoin d'uriner irrésistible; à cette hyperesthésie de la muqueuse correspond une exagération du réflexe médullaire provoquant une évacuation presque instantanée de la vessie ; l'enfant mouille ses vêtements s'il n'obéit pas immédiatement au réflexe. Mais il n'en est pas toujours ainsi, car, parmi les enfants qui sont incontinents jour et nuit, il en est qui perdent leurs urines le jour, sans le sentir, et quelquefois de façon continue. Peut-on invoquer alors l'irritabilité vésicale et ne s'agit-il pas plutôt d'anesthésie ou d'hyperesthésie avec un certain degré de relâchement sphinctérien ? Au reste, Trousseau admet une « insuffisance relative du muscle sphincter », et Guersent (*Dictionn. des sc. médi-*

cales, t. XXIV, p. 279), admet la même explication.
L'hyperexitabilité vésicale n'est donc qu'un élément
qui peut exister chez les incontinents pollakiuriques,
mais qui se trouve plus souvent encore chez les pollakiuriques non incontinents.

Le défaut de sensibilité vésicale ou mieux *urétrale,*
est une explication presque opposée à la précédente,
qui a été développée par Guersent (*loco citato*) et
quelques autres. Cette anesthésie relative distingue-
rait l'incontinence essentielle de la pollakiurie avec
ischurie. La faible perception des sensations de
besoin qui, quelquefois, suffit le jour pour avertir le
malade, n'est plus assez vive la nuit pour le réveiller ;
aussi voit-on, même le jour, une application au travail, au jeu, ou une forte distraction, produire le
même effet que le sommeil. On peut répondre qu'il
est aussi d'autres incontinents nocturnes qui sen-
tent fort bien et même trop bien le besoin. D'ailleurs,
s'il n'y avait que diminution de sensibilité et si les
sphincters conservaient leur tonicité, les urines
seraient conservées tant que la vessie ne serait pas
distendue au-delà de sa capacité physiologique. Cette
théorie, vraie dans quelques cas, ne peut donc, pas
plus que la précédente, rendre compte de tous les
faits.

L'atonie du sphincter urétral a été invoquée par
les uns comme une cause suffisante, par les autres
comme une condition presque constante, mais simplement adjuvante. « Ce qui prouve que les individus
affectés d'incontinence essentielle des urines, dit
Guersent dans le *Dictionnaire des sciences médicales,*

3

ont toujours une sorte de faiblesse du col de la vessie,
c'est que, lorsqu'ils sont débarrassés de cette incom-
modité, le rire, les secousses de toux provoquent
très souvent encore l'incontinence, quoique la sensation du besoin d'uriner soit aussi développée chez eux
que chez d'autres. »

Guyon, avec sa haute compétence en matière de
voies urinaires et sa grande pratique du cathétérisme,
a repris cette théorie en l'appuyant sur les renseigne-
ments que donne l'exploration de l'urètre. Il consi-
dère dans l'urètre deux parties : l'une, antérieure, en
avant du pubis, ne sert qu'à l'excrétion ; l'autre, postérieure, en arrière de la symphyse, possède un
sphincter qui empêche ou détermine l'évacuation de
la vessie.

La présence de ce sphincter suffit normalement
pour provoquer un certain degré de résistance au
passage des instruments. Chez les incontinents,
Guyon a constaté que l'explorateur traverse sans diffi-
culté l'urètre postérieur et son passage est faible-
ment ressenti par les malades.

Les causes de ce relâchement sphinctérien tiennent
rarement à une paralysie acquise, de nature hysté-
rique par exemple, et sont dues bien plus souvent à
une faiblesse congénitale par malformation ou par
petitesse du sphincter. Cette théorie a été combattue
par Guinon (Thèse de Paris, 1889). Il a pu constater
d'abord que, fréquemment, la boule de l'explorateur
est resserrée par l'urètre d'un incontinent, comme
par un urètre sain. De plus, il demande pourquoi
cette incontinence, qui devrait guérir à mesure que se
développe la musculature de l'urètre, augmente
quelquefois avec l'âge, et aussi pourquoi la maladie

s'observe surtout chez les garçons dont la musculature est cependant plus puissante. Enfin, il est des
malades qui retiennent parfaitement leurs urines
dans la journée, ce qui ne s'expliquerait pas si la
seule atonie sphinctérienne était à l'origine du mal.

J.-L. Petit renonce à trouver dans les causes
locales l'explication de l'incontinence d'urine et la
rapporte à des conditions psychologiques. Il établit
trois catégories d'incontinents : 1° Les enfants « qui
sont paresseux à se lever pour uriner aux premiers
avertissements ». Ce genre d'incontinence, assez
rare, fait allusion à certains enfants qui, par paresse,
n'obéissent pas au premier besoin, attendent trop et
finissent par mouiller leurs vêtements. Ces cas ne
nous arrêteront guère. — 2° Ceux dont le sommeil
est si profond que la sensation de besoin, née dans
l'urètre postérieur, et transportée vers les centres
supérieurs n'est pas assez forte pour réveiller le cerveau. C'est la moelle seule qui entre en activité et
qui commande le réflexe, le sphincter obéit et «laisse
passer l'urine sans que l'âme en soit avertie ». Cette
explication n'est pas sans valeur et s'applique bien
aux malades qui, gardant parfaitement leurs urines
pendant le jour, les perdent précisément au moment
où leur sommeil est le plus profond, c'est-à-dire dans
la dernière moitié de la nuit. Mais il faut bien remarquer aussi que la plupart des enfants dorment très
profondément et que la proportion des incontinents
est relativement restreinte.

Enfin, la troisième catégorie concerne « ceux qui
rêvent pisser contre un mur ou autres lieux ; ils sen-
tent qu'ils ont envie d'uriner et ils urinent effective-
ment ». Le rêve mictionnel se retrouve, en effet, avec

une grande fréquence chez ceux qui urinent au lit la nuit. Le rêve est signalé surtout si le malade se réveille brusquement au moment où il urine. Maury a démontré, en effet, que le souvenir des rêves disparaît très facilement et se trouve complètement effacé si le sujet dort encore pendant quelques heures après son rêve. Quelquefois, le malade rêve qu'il urine lui-même dans des circonstances diverses et pressé par le besoin ; d'autrefois, au contraire, il rêve qu'il voit uriner quelqu'un, il est impressionné par un bruit d'eau qui court.

L'origine de ces rêves a été diversement expliquée; nous allons y revenir à propos de la théorie de Janet.

Mais déjà cette manière de voir de J. L. Petit tient moins de compte des altérations locales et tend à rapporter la manifestation que nous étudions au système nerveux central. Cette tendance s'accentue encore avec les théories de Guinon (1889) et de Janet (1890), que nous allons rappeler maintenant.

Guinon discute et rejette les diverses explications que l'on a données de l'incontinence d'urine; pour lui « elle résulte simplement d'un mauvais fonctionnement des centres nerveux, elle n'est qu'une des multiples manifestations du nervosisme et de la dégénérescence mentale à tous les degrés ».

Il appuie son assertion sur l'étroite parenté qu'elle présente avec les autres manifestations névropathiques. L'incontinence, en effet, qui est souvent familiale, se rencontre souvent dans les antécédents héréditaires, avec l'hystérie de la mère, l'alcoolisme du père et, « chez l'un ou l'autre, les convulsions pendant le jeune âge, les névralgies, la céphalée,

l'angine de poitrine, le somnambulisme, la neuras-
thénie, l'hypochondrie, l'épilepsie, la débilité mentale,
l'aliénation, les malformations congénitales, le stra-
bisme; mêmes phénomènes, mêmes caractères chez
les collatéraux, oncles ou tantes, depuis le plus
bénin jusqu'au plus grave » Les frères ou sœurs
présentent souvent aussi des manifestations de la
grande tare héréditaire, nous l'avons déjà vu au
chapitre de l'étiologie, et les observations qui ont
servi de point de départ à notre travail en offrent
des exemples. Enfin, le malade lui-même a fréquemment, dans ses antécédents personnels, des convulsions, des terreurs nocturnes, de l'asymétrie, et
d'autres stigmates, tels que voûte ogivale, dents
imbriquées et crénelées, etc Leur état psychique par-
ticipe aussi quelquefois de la névropathie, et l'on voit
ainsi des incontinents qui sont méchants, grossiers,
excitables, menteurs, etc. Et Guinon croit pouvoir
conclure que l'incontinence d'urine est la manifestation atténuée d'une hérédité névropathique discrète.

Il nous paraît que Guinon fut bien sévère pour
ses devanciers, dont les doctrines renferment cependant
dant une part de vrai, et que sa façon de voir ne
fournit, pas plus que les autres, une explication
suffisante et applicable à tous les cas. Les antécédents névrosiques, en effet, ne sont pas constants
chez tous les incontinents. De plus, l'atonie sphinctérienne, l'exagération de la sensibilité urétrale ont,
dans certains cas, été bien constatées et peuvent
certainement expliquer quelques faits d'incontinence.

Un an après (1890), paraît la remarquable thèse
de Janet sur « *Les troubles psychopathiques de la
miction* ». Il attribue encore l'incontinence essen-

tielle d'urine à une origine psychique. Il avait, d'ailleurs, eu des précurseurs dans cette manière de voir.

C'est ainsi que Zacchias (1688) avait admis « une énurèse d'origine purement nerveuse, sans aucune altération vésicale ». Elle est due à un puissant effort de l'imagination, d'après lequel les individus plongés dans le sommeil, non seulement considèrent comme réels les objets de leurs rêves, mais encore ordonnent, comme dans l'état de veille, la mise en jeu des muscles volontaires. Ainsi, dans l'espèce, on s'imagine être stimulé par la surabondance de l'urine, et on opère son expulsion comme si l'on était auprès d'un égout ou dans le lieu où l'on a pris l'habitude de vider sa vessie, et non couché dans son lit.

Quelle est maintenant la thèse de Janet ? D'abord, il n'existe pour lui aucune lésion de l'appareil urinaire, et l'incontinence d'urine est d'origine purement psychique. De plus, il admet que tous les incontinents nocturnes sont des pollakiuriques diurnes et nocturnes ; seulement, ils ne se réveillent pas la nuit pour uriner, et cela parce qu'ils dorment trop profondément. Ainsi, notre malade est avant tout, pour Janet, un pollakiurique du jour et de la nuit. Si le sommeil est trop profond pour que le besoin le réveille, il devient un incontinent nocturne. Mais il y a entre la pollakiurie nocturne simple et la miction involontaire nocturne un intermédiaire, qui est le rêve de miction.

Voici comment l'explique Janet. La pollakiurie dont ils souffrent à bien des points de vue, est pour eux un motif de constante préoccupation. Cette pensée les obsède même la nuit et devient l'origine d'un

rêve mictionnel. « S'ils rêvent qu'ils se promènent
à la campagne, ils se mettent en tête qu'ils vont
pisser contre un arbre ; si leur rêve les laisse vaquer
à leurs occupations habituelles, ils se figurent qu'ils
vont pisser dans leur vase de nuit. Ils se laissent
aller à satisfaire ce besoin et ils urinent copieuse-
ment dans leur lit, tandis que leur rêve continue à
se dérouler. » On ne saurait mettre en doute l'influence des préoccupations urinaires, ou même simplement du travail cérébral, sur les contractions de la
vessie. Les expériences de Mosso et Pellacani (1882)
sur des chiens et sur une femme montrent que toute in-
citation sensorielle et psychique augmente la tension
vésicale; aussi Born a-t-il pu dire avec quelque exagération que « la vessie est le miroir de l'âme ».
Mais, reste à savoir si le rêve est primitif et si
l'on doit voir en lui la véritable cause de l'énurèse
nocturne.

Il nous paraît que les relations de causalité qui
existent entre le rêve et l'énurèse nocturne, ne
sont pas celles que leur attribue Janet. Ce n'est
pas, croyons-nous, parce que les enfants rêvent pisser
que le besoin arrive et que l'acte se produit. Il nous
semble, au contraire, que le rêve est la conséquence
du besoin qui se produit, à un moment donné, chez
le petit incontinent. N'est-il pas de notion banale
que toute impression sensitive ou sensorielle trop
faible pour réveiller un dormeur, peut être le point
de départ d'un rêve dans lequel l'impression primi-
tive entrera pour élément en s'exagérant d'ordinaire?
Ne sait-on pas depuis longtemps qu'une piqûre
légère se transformera dans le rêve en un grand coup
d'épée, ou qu'une gêne aux mouvements respiratoi-

res donnera la sensation de mourir étouffé : et le sujet alors fera des mouvements pour éviter la blessure imaginaire ou pour se débarrasser de l'obstacle qui provoque sa dyspnée. Est-ce à dire pour cela que le rêve est primitif, et n'est-ce pas plutôt l'impression périphérique qui a été le point de départ ? Janet pense que la constante pensée d'incontinence préoccupe l'enfant, provoque le rêve et que ce dernier détermine la miction. Ceci encore est en désaccord avec ce qui se passe d'ordinaire : un sujet qui se couche avec la pensée ou l'habitude de se lever à une certaine heure ou un certain signal, ne manque pas de se réveiller quand arrivent l'heure ou le signal convenus.

Pourquoi nos malades feraient-ils exception ? La préoccupation urinaire devrait être, nous semble-t-il, une raison pour qu'ils se lèvent à la moindre injonction de leur vessie, si l'on n'avait le sommeil trop profond à cet âge, ou si quelquefois les enfants n'étaient pas trop insouciants. Ce dernier point est, en effet, une critique que l'on peut opposer à la théorie de Janet, ou qui, tout au moins, empêche qu'elle ne s'applique à tous les cas. Il admet que les petits malades sont très préoccupés par leur infirmité. C'est là, en effet, un état d'esprit fréquent, mais que l'on ne peut pas regarder comme constant. Certains enfants sont trop peu intelligents ou de caractère trop flegmatique pour s'inquiéter beaucoup de leur incontinence.

D'autre part, Janet part de ce principe que l'incontinence essentielle d'urine est uniquement nocturne. Et cependant il est des enfants qui sont nettement des incontinents diurnes, perdant quelquefois leurs urines de façon constante et sans en avoir conscience.

Ainsi, pour nous, le rêve existe en effet presque toujours, et l'on en conserve ou non le souvenir, ainsi que le démontre très bien Maury, suivant que le réveil a suivi de près le rêve ou bien a été plus tardif. Il n'y a, pour se convaincre de la fréquence de ce rêve mictionel, qu'à interroger les incontinents ou même les sujets qui, accidentellement, ont eu une ou plusieurs fois dans leur vie de l'incontinence d'urine. Mais, ce rêve qui souvent fait arriver tout d'un coup l'idée de miction au cours d'un autre rêve quelconque, trouve son point de départ dans la sensibilité spéciale de l'urètre postérieur. La sensation de besoin, cheminant par voie centripète et arrivant dans la moelle au centre de la miction, s'est dirigée vers les centres nerveux supérieurs, mais l'impression produite, suffisante pour provoquer le rêve n'a pas suffi à amener le réveil. Une impression plus forte aurait cependant réveillé l'enfant, ainsi qu'on en voit la preuve dans ce fait que rapporte Janet lui-même : « Quand on a irrité l'urètre, soit par une exploration, soit par une séance d'électrisation, la portion membraneuse devient très sensible, si bien que la miction s'accompagne d'une sensation de cuisson assez vive pour réveiller immédiatement le malade. »

« D'interrogations adressées à des sujets atteints d'incontinence nocturne, dit Espagne (*De l'incontinence d'urine, Montpellier médical*, 1870) il est résulté pour nous que le rêve, ou ce qu'on pourrait mieux appeler le commencement du réveil, n'avait lieu que lorsque l'émission d'urine était terminée ou, tout au moins, pendant qu'elle s'effectuait ».

Ainsi, pour nous, l'explication du rêve serait celle-.

ci : l'enfant éprouve le besoin d'uriner parce que quelques gouttes d'urine sont arrivées dans l'urètre postérieur. La sensation arrive à la moelle, et, de là, au cerveau, ainsi que cela se produit normalement ; mais nous avons affaire à un sujet jeune dont le sommeil est profond et l'impression périphérique, incapable de le réveiller, n'aboutit qu'à faire naître un rêve mictionnel. La miction, à l'accomplissement de laquelle suffit la moelle en pareil cas, sera du reste accélérée ou facilitée si le rêve est assez fort pour commander aux muscles de la vie de relation.

Telles sont les principales théories qu'a inspirées cette intéressante maladie : l'incontinence essentielle d'urine chez l'enfant. On voit que l'accord est loin d'être fait, mais la diversité des explications tient, semble-t-il, à la diversité des cas. Les auteurs ont voulu assujettir à une même formule pathogénique des faits qui n'avaient de commun que le symptôme miction involontaire et qui relevaient d'une cause différente. Parmi les doctrines que nous venons de passer en revue, aucune ne doit être complètement rejetée. Chacune d'elles correspond à un certain nombre de cas, mais en laisse peut-être un plus grand nombre encore de côté. De plus, la plupart des auteurs ont négligé le rôle de la dentition et ont oublié le retentissement qu'elle doit avoir sur toutes les manifestations pathologiques de l'enfance. Cependant il n'y a qu'à dépouiller un nombre suffisant d'observations pour voir que l'incontinence d'urine procède par poussées ou périodes qui sont très souvent en rapport avec une phase active de l'évolution dentaire. De plus, nous en avons déjà parlé au chapitre de l'Étiologie, la guérison spontanée de l'inconti-

nence d'urine arrive fréquemment vers l'âge de
12 à 14 ans, et paraît coïncider bien plus avec l'achè-
vement de la dernière dentition qu'avec la puberté
qu'elle devance ou précède souvent.

Mais, par quel processus l'évolution dentaire peut-
elle provoquer ou exagérer l'incontinence ? Il nous
paraît inutile de décrire ici les diverses phases de
l'évolution dentaire. Rappelons simplement que la
sortie des 20 dents de lait s'effectue en moyenne de
6 mois à 2 ans 1/2. De 7 ans à 12 ou 14 ans, apparaissent les dents de remplacement avec les premières et dernières grosses molaires. Nous nous conten-
terons aussi de rappeler très brièvement l'anatomie
du nerf trijumeau dont l'importance est si grande
dans l'étude des phénomènes nerveux qui accompagnent la dentition. C'est par deux de ses branches :
maxillaire supérieur et maxillaire inférieur, qu'il nous
intéresse. Elles innervent à la fois les alvéoles, les
gencives et les dents des deux mâchoires et pourront
être très fortement impressionnées par une dentition
un peu laborieuse. Elles se réunissent avec le nerf
ophtalmique, au niveau du ganglion de Gasser pour
donner le tronc du trijumeau dont les fibres sensitives
aboutissent à troix noyaux protubérantiels (noyau
gélatineux, noyau sensitif, noyau du *locus cœrulus*).
D'autre part, on sait que toutes les fibres motrices
qui descendent des centres supérieurs dans la moelle
pour se distribuer ensuite aux différents départe-
ments de l'organisme, sont toutes concentrées dans
cette région bulbo-protubérantielle. On sait aussi que
Nothnagel a décrit, entre le bec du calamus et les
tubercules quadrijumeaux, un centre dont l'excitation
expérimentale et sans doute aussi l'excitation phy-

siologique amènent des convulsions. Qu'y-a-t-il alors
de plus logique que d'admettre que l'excitation partie
des extrémités périphériques du trijumeau sensitif
et due, dans le cas qui nous intéresse, à une dentition
difficile, retentit sur les centres du trijumeau d'abord
et met ensuite le centre de Nothnagel et les fibres
motrices en général qui sont dans la même région en
état d'hyperexcitabilité ? C'est une sorte de vibration,
d'action dynamogénique, qui se transmet de proche
en proche et rend toute cette région et toute la
moelle elle-même, par l'intermédiaire des fibres motrices, plus sensible aux influences extérieures. On
sait, d'ailleurs, combien est important le rôle de la
moelle chez l'enfant. Le cerveau, dans le jeune âge,
est peu développé, et la moelle joue le rôle du centre.
Les réflexes, grâce auxquels s'accomplissent les fonctions de la vie végétative, sont particulièrement dé-
veloppés et s'exagèrent encore sous les moindres
influences.

Parmi ces influences, il en est peu dont le rôle
soit aussi évident que celui de la dentition. Nous
n'avons pas à parler ici des divers accidents réflexes
dont elle est responsable: les convulsions, la diarrhée,
la tétanie, la pseudo-méningite, la chorée, sont au
nombre de ses méfaits les plus communs. Pourquoi
cet éréthisme nerveux, qui trouve sa cause dans
l'évolution dentaire, n'aurait-il pas une part dans la
genèse de l'incontinence d'urine? Il est aisé de comprendre, en effet, que le réflexe de la miction qui se
produit normalement pour un certain degré de
distension vésicale, aura lieu chez un enfant en évolution dentaire, dès que la quantité d'urine aura
atteint un chiffre relativement faible. Ce n'est pas

à dire qu'il faille voir dans l'évolution dentaire la
cause nécessaire et suffisante de l'incontinence d'urine, mais nous pensons qu'elle en est dans certains
cas un facteur important. Elle agira d'une façon
d'autant plus active que seront réalisées en même
temps d'autres conditions telles que l'atonie sphinctérienne, l'exagération de la sensibilité de l'urètre
postérieur. L'hérédité névropathique nous paraît
aussi jouer un rôle important. Nous avons vu à
l'étiologie ce qu'il fallait entendre par là, et combien
il est fréquent de la retrouver dans les antécédents
héréditaires ou personnels des malades. Elle agit,
pensons-nous, en diminuant l'action du cerveau et en
exagérant la susceptibilité de la moelle aux influen-
ences extérieures. Enfin, il faut se rappeler que
toutes ces causes agissent sur un malade dont le
sommeil est profond, ce qui diminue encore la part
de l'activité cérébrale au profit de l'activité médullaire réflexe, « Chez l'incontinent, dit Guinon, le
réflexe cérébral, qui normalement dirige le centre
médullaire de la miction, fait défaut. Le cerveau ne
régit plus la moelle ».

On voit que, par ce point, nous nous rapprochons
de la théorie de Guinon. Tandis que, pour Janet, c'est
le cerveau qui fait pisser au lit, pour nous c'est la
moelle, dont l'activité est prépondérante et qui agit
par son centre réflexe. Le fait que l'énurèse se manifeste surtout pendant le sommeil, c'est-à-dire quand
le cerveau a perdu de sa vigilance et ne commande
plus aux muscles de la vie de relation, semble bien
en faveur de la théorie qui nous a été inspirée par le
savant enseignement de M. le professeur Baumel.

TRAITEMENT

Les conclusions pathogéniques que nous venons de poser nous permettent d'arriver à d'importantes conclusions thérapeutiques. Nous nous permettons d'être bref sur ce chapitre qui n'est, en somme, que l'aboutissant pratique du précédent.

Et, d'abord, il sera important de poser bien nettement le diagnostic étiologique de l'incontinence d'urine. L'élimination des incontinences symptomatiques, la recherche précise des causes y suffira et permettra, dès ce moment, d'instituer une thérapeutique rationnelle.

On rencontrera quelquefois des enfants qui sont simplement des paresseux, ainsi que l'a admis J.-L. Petit. Ils éprouvent le besoin d'uriner, mais tardent à le satisfaire et finissent par souiller leurs vêtements ou leur lit; quelques réprimandes, l'intimidation au besoin, suffiront d'ordinaire à les corriger. D'autres, au contraire, préoccupés par une infirmité contre laquelle ils ne peuvent rien, mais dont ils sont les premiers à souffrir devront être l'objet de ménagements et seront traités avec douceur.

Chez ces derniers, la suggestion hypnotique compte bon nombre de succès. Liébault, de Nancy, qui en fut le promoteur, l'appliqua à 17 incontinents

et en obtint des résultats d'autant plus favorables
que les malades étaient plus avancés en âge. Ber-
nheim, Berillon, etc., suivirent cet exemple, posèrent
de façon encore plus précise les règles de la suggestion hypnotique et en eurent quelquefois d'heureux
résultats.

Toutefois, ces procédés ne sont que rarement usités
par les praticiens et la médication que l'on institue
le plus souvent est celle qui se propose de calmer
l'éréthisme nerveux, et plus spécialement la réflec-
tivité exagérée de la moelle. Cette médication cal-
mante, préconisée par Noraud et reprise par Trousseau, qui en fixa nettement les indications, vient cor-
roborer l'opinion que nous nous sommes faite au
sujet de la pathogénie et vient bien démontrer l'influence de l'éréthisme nerveux.

Trousseau faisait prendre tous les soirs 0,01 centigramme d'extrait de belladone ou un demi-milli-
gramme de sulfate neutre d'atropine. « Si les accidents
deviennent plus rares sous l'influence de cette première dose de médicament, je la maintiens pendant
un certain temps, huit ou dix jours par exemple, mais
si, au bout de ce certain temps, l'amélioration ne fait
pas de progrès, j'augmente la dose de belladone et
j'en fais prendre, toujours le soir, et au même moment
0,02 centigrammes ; suivant la même règle et guidé
par les mêmes indications, j'accrois successivement
ainsi les quantités du remède que je porte à 0,03,
0,04, 0,05, 0,06, 0,10, 0,20 centigrammes et même
au-delà selon que l'action thérapeutique est plus ou
moins prononcée, selon aussi la tolérance indivi-
duelle. » Cette tolérance est très variable, aussi doit-
on surveiller avec soin la pupille des enfants soumis

à cette médication et diminuer la dose dès que la dilatation se produit.

Nous avons vu communément employer les pilules de Trousseau :

Extrait de belladone . . . 0,01 centigr.
Poudre de belladone . . . 0,02 —

et nous en avons fréquemment observé les bons résultats.

Au même titre, on a essayé le bromure de potassium, l'hydrate de chloral, mais les résultats n'en ont pas été très encourageants.

L'antipyrine est, avec la belladone, le seul qui doive nous arrêter encore. On la donne à la dose de 1 à 3 grammes, à plusieurs reprises et à des moments aussi rapprochés que possible du sommeil nocturne (Bouisson, thèse de Lyon, 1890), (Gaudez, thèse de Paris, 1891).

Mais, nous l'avons vu, bien que la théorie de la nature scrofuleuse des incontinents ne puisse être généralisée, il est fréquent de voir l'énurèse chez des affaiblis, des anémiques, et l'atonie du col pourrait bien, dans ces cas, entrer pour une part importante dans l'étiologie de l'incontinence. Ces cas sont alors justiciables du traitement tonique par le fer réduit, sirop de quinquina, l'hydrothérapie froide, ainsi que l'ont recommandé Underwood et Guersent.

L'électrothérapie semble avoir une action tonique plus directe, et, à cet effet, Guinon introduit dans la région membraneuse une olive métallique en communication avec le pôle négatif d'une pile tandis que le pôle positif est à la symphyse pubienne.

Tels sont les principaux moyens qui visent directement l'incontinence d'urine.

Mais nous avons vu qu'il faut spécialement s'attacher chez ces enfants à rechercher l'état de la dentition, et souvent l'on constatera que l'exacerbation du symptôme incontinence est en rapport avec une phase difficile de l'évolution dentaire. Il sera alors indiqué de faciliter l'évolution par tous les moyens locaux usités en pareil cas et d'administrer du phosphate de chaux, par exemple, sous forme de solution de lacto-phosphate de chaux, à 5 %, à la dose de 30 à 60 grammes par jour, le tout sans préjudice des pilules de Trousseau, qui, plus que jamais, seront indiquées pour calmer le système nerveux.

Enfin, le médecin devra se préoccuper aussi de certaines précautions hygiéniques : il fera diminuer la quantité des boissons prises au repas du soir. Il recommandera de réveiller le malade plusieurs fois la nuit pour le faire uriner. Grâce à une thérapeutique judicieusement instituée et s'inspirant de l'étude des causes, il arrivera, dans bien des cas, à atténuer une maladie qui, jusque-là, faisait le désespoir du malade, de l'entourage et du médecin lui-même.

OBSERVATIONS

Observation Première

Recueillie dans le service de clinique médicale infantile de
M. le professeur Baumel

R. M..., 6 ans, entré le 9 décembre 1902 dans la salle des garçons.

Antécédents héréditaires. — Père et mère bien portants. Frère âgé de 2 ans, bien portant, mais urine parfois au lit. Quatre sœurs bien portantes. L'aînée, qui a 8 ans, urine au lit depuis sa naissance. Une autre, qui à 4 ans 1/2, urine aussi au lit de temps en temps. Deux oncles paternels bien portants : l'un d'eux à uriné au lit jusqu'à l'âge de 14 ans. Une tante paternelle a uriné au lit jusqu'à la puberté. Trois tantes maternelles en bonne santé : l'une d'elles a eu un peu d'incontinence. Les grands parents ne présentent pas d'antécédents morbides intéressants.

Antécédents personnels. — L'enfant, venu à terme, n'a jamais été malade. Depuis l'âge de 2 ans environ, il urine au lit une fois par nuit, vers le matin. Dans la journée, il urine une fois ou deux de plus que les autres enfants, mais il ne souille pas ses vêtements, bien que le besoin soit impérieux. De temps en temps la maladie présente des rémissions de 4 ou 5 jours pendant lesquels l'enfant est propre. Au moment de son entrée à l'hôpital, l'enfant urine tous les jours au lit. L'enfant n'a pas ses dents de 6 ans. Ces dents subissent probablement, en ce moment, une évolution intra-maxillaire.

Du 9 au 15 décembre, c'est-à-dire dans les premiers jours de son entrée à l'hôpital, l'enfant n'urine plus au lit. Mais le 16, il a une miction involontaire nocturne, en même temps qu'il accuse une très légère douleur au niveau de la région gingivale postérieure du maxillaire inférieur gauche. Réduction des boissons au repas du soir.

On prescrit tous les jours une pilule de Trousseau:

Extrait de belladone . . . 0,01 centigr.
Poudre de belladone . . . 0,02 —

en une pilule.

L'incontinence d'urine semble avoir cessé définitivement.

Observation II

R. J..., 8 ans, sœur du précédent. Entrée à l'hôpital le 19 décembre 1902. (Voir antécédents héréditaires dans l'observation précédente).

Antécédents personnels. — Aucune autre maladie. La santé habituelle est bonne. La malade n'a jamais présenté aucune manifestation nerveuse grave. Elle urine au lit toutes les nuits, une ou deux fois, sans se réveiller.

La dentition de remplacement commence à peine à s'effectuer. Une seule dent de remplacement apparue ; c'est l'incisive supérieure gauche médiane.

Jusqu'à ce jour, aucun traitement n'a été institué. On prescrit :

1° Eau de lacto-phosphate de chaux à 5 %, 30 grammes.

2° Une pilule de Trousseau le soir au coucher.

3° Suppression des liquides à partir de 4 heures du soir. Un demi-verre d'eau vineuse seulement est permis au repas du soir.

Sous l'influence de ce traitement, l'incontinence semble céder et la malade ne souille son lit que tous les deux ou trois jours.

Observation III

G. A..., 12 ans 1|2, entré à l'hôpital le 28 novembre 1901

Clinique des maladies des enfants, service de M. le professeur Baumel

Antécédents héréditaires. — Père bien portant.

Mère morte aliénée (l'enfant avait 18 mois).

Antécédents personnels. — Le malade a eu du prolapsus du rectum dans son jeune âge. Il n'a jamais eu de maladies sérieuses, mais est resté chétif jusqu'à l'âge de 4 ou 5 ans. Il est pâle, amaigri, et bien que le malade affirme n'avoir jamais été malade, il produit l'impression d'une mauvaise santé habituelle. L'enfant déclare qu'il a uriné au lit jusqu'à l'âge de 6 ans, puis a cessé jusqu'à maintenant. Jamais il n'avait suivi aucun traitement. La dentition s'effectue normalement de 6 mois à 2 ans. De 7 ans à 12 ans, la dentition de remplacement évolue aussi normalement, la *canine gauche évolue actuellement.*

Du 28 novembre au 17 décembre, l'enfant urine 2 fois au lit sans s'en apercevoir (le mercredi 11 et le vendredi 13 décembre).

L'enfant déclare s'être arraché la *deuxième petite molaire inférieure droite. La dent de remplacement correspondante évolue actuellement.*

On prescrit : 1° une pilule de Trousseau, tous les soirs ; 2° eau de lactophosphate de chaux 30 grammes ; 3° sirop de quinquina, 30 grammes.

Le malade est toujours pâle et ses muqueuses sont décolorées. Cependant, depuis le 18 décembre, l'incontinence n'avait pas reparue, lorsque le 24 janvier 1902, il a uriné dans son lit. Mais l'enfant avait pris ce jour-là plus de liquides que d'habitude. Sorti le 26 janvier 1902.

Observation IV

D. L..., 7 ans 1[2, entré le 16 décembre 1901
Salle des garçons
Clinique des maladies des enfants, service de M. le professeur Baumel

Antécédents héréditaires. — Père mort apoplectique.

Mère bien portante.

Un frère âgé de 6 ans, atteint d'incontinence d'urine.

Antécédents personnels. — A eu une attaque nerveuse à la mort de son père. Jamais d'autres maladies. Maladie actuelle. Il a uriné au lit presque toutes les nuits jusqu'à l'âge de 3 ans. Il avait paru guéri depuis cette époque, mais depuis trois mois il est repris d'incontinence d'urine nocturne.

Etat de la dentition. — *La dentition de remplace-ment ne s'est pas effectuée encore. Les deux incisives médianes supérieures sont en mauvais état.* Gingivite assez légère. On institue le traitement suivant :

1° { Extrait de belladone, 0,01 centigramme,
     Poudre de belladone, 0,02 centigrammes,

pour 1 pilule à prendre tous les soirs au coucher ; 2° sirop de quinquina, 30 grammes; 3° eau de lacto-phosphate de chaux, 30 grammes ; 4° suppression des boissons du soir, sauf un demi-verre d'eau vineuse au repas du soir.

L'enfant n'urine plus au lit, mais il est autorisé à aller passer 3 jours chez lui à l'occasion du nouvel an, et dans sa famille il urine une fois au lit. Il rentre le 4 janvier.

Incontinence nocturne les 8, 16 et 21 janvier. L'évolution dentaire n'est guère modifiée et le malade sort le 24 janvier 1902.

CONCLUSIONS

1° Les causes de l'incontinence d'urine chez l'enfant sont multiples et aucune d'elles n'a un rôle exclusif.

2° La recherche des antécédents héréditaires et personnels, l'existence fréquente d'atonie du col, d'hyperexcitabilité de l'urètre postérieur, attestent l'importance de l'élément névropathique dans l'étiologie de l'incontinence essentielle.

3° L'âge auquel apparaît et disparaît l'incontinence essentielle d'urine, la coïncidence fréquente de ses phases d'activité avec les poussées d'évolution dentaire semblent bien indiquer que la dentition intervient comme cause occasionnelle.

4° La dentition agit en produisant un éréthisme nerveux, une exagération de la fonction réflexe de la moelle qui facilite chez l'enfant le réflexe de la miction.

5° Nous pensons que la sensation de besoin qui naît au niveau de l'urètre postérieur remonte par la moelle vers le cerveau ; son intensité n'est pas suffisante pour réveiller l'enfant dont le sommeil est profond, mais provoque presque toujours un rêve de miction ; le rêve est ainsi consécutif à la sensation de besoin. La miction est produite par un réflexe médullaire et facilitée peut-être par le rêve de miction.

6° La médication par la belladone a pour but de calmer l'hyperexcitabilité de la moelle, mais la thérapeutique devra se proposer aussi de faciliter l'évolution dentaire par l'administration du phosphate de chaux.

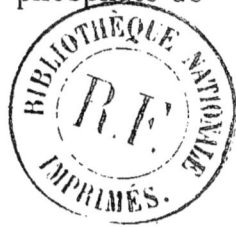

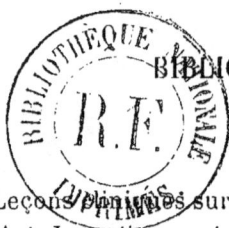

BIBLIOGRAPHIE

BAUMEL. — Leçons cliniques sur les maladies des enfants (1893).

CHAUVEL.— Art. Incontinence in Dictionn. encyclopéd. des sciences médicales.

DESCROIZILLE CORIDERAT.— Sur l'incontinence d'urine étudiée chez les enfants (*Revue gén. de clin. et de thérap.*, Paris, 1889).

D'ESPINE et PICOT. — Manuel pratique des maladies de l'enfance 1880.

ESPAGNE. — De l'incontinence d'urine. (*Montpellier médical,* 1870).

GRANCHER, COMBY, MORFAN. — Traité des maladies de l'enfance.

GUINON. — Troubles urinaires de l'enfance, Paris, 1888.

GUERSENT.— Art. Incontinence in Dictionnaire des sciences médicales.

GUYON. — Leçons cliniques sur les maladies des voies urinaires.

JANET.— Les troubles psychopathiques de la miction (thèse de Paris, 1890).

LAGNEAU. — Art. incontinence in Dictionnaire de médecine.

G. LYON. — Traité élémentaire de clinique thérapeutique.

LARRONNET. — Contribution à l'étude de l'incontinence d'urine des enfants et des adolescents, thèse Paris, 1898.

MAURY. — Le sommeil et le rêve.

MONDIÈRES. — Mémoire sur l'incontinence d'urine.

MONRO. — Incontinence d'urine chez toute une famille, *Lancet,* 1896.

PICARD. — De l'incontinence nocturne essentielle, *Progrès médical*, 15 mai 1886.

STÉPHANINI. — Quelques considérations sur l'incontinence d'urine chez l'enfant, thèse de Montpellier, 1900.

TAGNARD. — Considérations sur le traitement de l'incontinence nocturne d'urine, thèse de Paris, 1872.

VOGEL. — Maladies de l'enfance.

344

www.ingramcontent.com/pod-product-compliance
Lightning Source LLC
Chambersburg PA
CBHW070833210326
41520CB00011B/2237